AF495106

L'INEFFICACITÉ DES QUARANTAINES

CONTRE

LE CHOLÉRA-MORBUS

ASIATIQUE

EST-IL UN FAIT TELLEMENT DÉMONTRÉ
QU'ON PUISSE L'ADMETTRE SANS RÉPLIQUE?

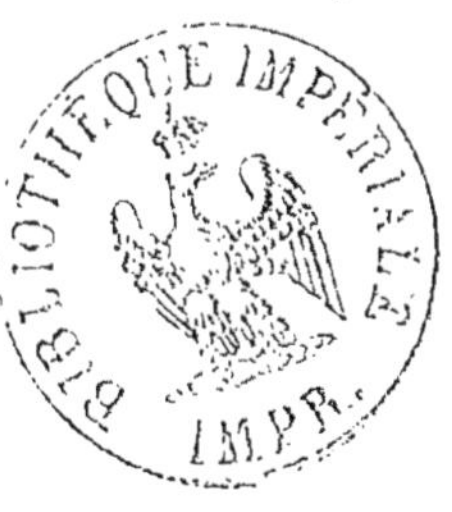

PAR M. A. PEZZONI

PARIS

HECTOR BOSSANGE ET FILS
QUAI VOLTAIRE, 25

J.-B. BAILLIÈRE, RUE HAUTEFEUILLE, 19

1854

L'INEFFICACITÉ DES QUARANTAINES

CONTRE

LE CHOLÉRA-MORBUS

ASIATIQUE

EST-IL UN FAIT TELLEMENT DÉMONTRÉ
QU'ON PUISSE L'ADMETTRE SANS RÉPLIQUE?

PREMIÈRE LETTRE.

« L'homme se trouve jeté au milieu de tant « d'effets, qu'il ne peut s'empêcher d'en de- « mander la cause; la première venue lui étant « la plus commode, il la croit la meilleure et « s'en contente. C'est ainsi du moins qu'agit le « sens commun général.

« Expliquer le simple par le composé, le « facile par le difficile, est un mal profondé- « ment enraciné dans le corps des sciences; la « plupart des savants le savent, mais fort peu « en conviennent. »

GOETHE.

C'est en 1850 que j'avais écrit ces deux lettres. Des motifs indépendants de ma volonté m'ayant empêché de les publier alors, ce n'est que trois années après que je les livre à la presse.

Aucune raison ne saurait faire changer d'avis un homme

qui a embrassé un culte ou une opinion religieuse quelconque. Les vingt millions d'individus qui ont été la victime des guerres religieuses dont l'Occident a été le théâtre au moyen âge sont là pour attester la véracité de cette assertion.

Croirait-on dans le XIXe siècle, très-prétentieux d'ailleurs eu égard aux lumières dont il est en possession, que la question de la peste et des quarantaines aurait présenté matière à des débats suivis et fort orageux? N'a-t-on pas vu que les combattants, loin de s'entendre, se sont rangés sous deux bannières bien distinctes et tranchées, afin de pouvoir se livrer avec la plus grande animosité des attaques violentes, et d'autant plus exagérées qu'elles se trouvaient la plupart en opposition avec le bon sens et la saine raison!

Ce qu'il y avait de plus déplorable dans cette polémique acérée, c'est que tous les écrits auxquels elle a donné lieu décèlent la passion la plus aveugle, qui écarte les plaideurs du véritable but. Comment ne pas comprendre que la seule utilité que l'on puisse raisonnablement se proposer est celle de travailler de façon à concilier les opinions, en un mot à s'entendre sur un point duquel dépend le salut de l'Europe et du monde entier?

Patience. Si ces écarts de l'imagination se fussent bornés aux disputes envenimées des médecins et de quelques publicistes entre eux; mais le grand mal est que les gouvernements, sur qui pèse le soin de veiller à la conservation des populations, se sont vus obligés de se prononcer en faveur d'un système qui, loin de répondre aux intentions dont ils sont animés, compromet et expose la santé des États qu'ils voudraient garantir du fléau que l'on redoute!

Avant qu'il fût question du choléra indien, des médecins ont prétendu nier la contagionabilité de la peste;

mais ces publications, qui tendaient à provoquer l'abolition des lazarets et des quarantaines en Europe, sont restées sans effet, sauf les modifications que le système quarantenaire a dû nécessairement subir à la suite des résultats très-significatifs obtenus par les quarantaines ottomanes.

Si l'on se demande pourquoi les gouvernements européens ont fermé l'oreille aux déclamations des non-contagionistes à l'égard de la peste, la réponse est toute faite : c'est que les faits avaient parlé depuis la moitié du XIVe siècle en faveur des quarantaines, car c'est à dater de cette époque que la chrétienté avait commencé à se préserver de la peste.

Cette époque mémorable est d'autant plus digne de fixer notre attention qu'il est très-notoire que, durant le moyen âge, la peste s'était pour ainsi dire acclimatée en Europe, témoin les nombreux ouvrages que les loïmographes de ce temps nous ont légués.

Sans mentionner ici les raisons qui ont porté la république de Venise à fonder, la première, son lazaret qui a servi d'exemple aux autres États d'Europe, il ne faut pas croire pourtant que l'opinion de la contagionabilité de la peste eût prévalu au point d'imposer silence aux non-contagionistes d'alors. Ce serait une erreur très-grossière d'admettre cette supposition, attendu que, si Venise avait regardé comme irrécusables les principes qui l'avaient décidée à élever un lazaret, elle était bien loin d'en conclure que l'universalité des médecins avait embrassé son opinion. L'expérience n'a-t-elle pas démontré que, non les raisonnements, mais le temps seul a le pouvoir de faire justice des opinions?

Il aurait été absurde, en effet, de prétendre que les idées qui avaient prédominé jusqu'alors, qui étaient celles de l'épidémicité à l'égard de la peste, fissent aussitôt place à celles que Venise venait d'adopter avec conviction et fermeté [1].

Appliquons maintenant ces considérations au choléra, et, si l'on veut être de bonne foi, l'on conviendra de la grande analogie qu'il y a entre les modes dont les hommes se sont servis et se servent pour contempler la peste et le choléra.

Il est désormais constaté qu'avant d'y voir clair, l'homme a besoin de passer par de dures épreuves.

Si, avant de se prononcer sur ces questions, l'on eût fait un peu plus de cas de l'histoire, l'on aurait pu remarquer qu'il se passe aujourd'hui en Europe, concernant le choléra, ce qui y arrivait au moyen âge à l'égard de la peste. Nous avons vu que cette belle partie du monde a été ravagée sans discontinuer par ce fléau jusqu'à l'époque où Venise a pris sur elle de donner une nouvelle direction aux idées, en adoptant pour principe que la peste est contagieuse.

Comme les États de l'Europe avaient fini par se convaincre qu'en suivant les anciennes idées de l'épidémicité, les populations continuaient à être décimées par la peste, ils sentirent qu'il ne leur restait d'autre expédient à prendre que celui d'imiter Venise, d'autant plus que les mesures admises par cette république n'avaient pas tardé d'en montrer l'utilité.

1. Nous n'ignorons pas que les adversaires de la contagion pestilentielle ont soutenu que si la peste a cessé de ravager jadis l'Europe, ce bienfait n'est pas dû aux lazarets qu'on y a élevés, mais à l'action de l'hygiène généralement adoptée : c'est elle qui a opéré ce miracle. Je ne m'arrêterai pas à réfuter ce paradoxe; d'autres l'ont déjà entrepris très-victorieusement. Je me bornerai à faire observer que, quoique l'hygiène publique ait été reconnue indispensable pour assurer la santé et le bien-être des populations, toujours est-il que l'on a grandement tort d'oublier ce que les quarantaines ottomanes ont dernièrement démontré, savoir que la ville, le pays le plus sain ne saurait se croire à l'abri des atteintes des contagions aiguës. C'est une erreur de laquelle on tarde à revenir.

Tout ce que l'on a dit et écrit pour démontrer la contagionabilité de la peste peut s'appliquer exactement au choléra asiatique, avec la différence que l'origine du choléra est loin d'être aussi obscure que celle de la peste. On prétend que le choléra est une maladie récente qui nous vient du Gange [1]. On ne peut pas dire avec la même assurance d'où nous vient la peste ; car, bien avant que l'Égypte tombât au pouvoir des Arabes et des Turcs, lorsque ce pays était régi par les anciens Égyptiens, l'on sait qu'il n'existait pas de contrée plus saine, plus riche et plus florissante.

Revenant au choléra asiatique, les écrivains de nos jours les plus famés ont avancé que le choléra n'est pas du tout contagieux, et ils en ont conclu que l'hygiène publique est le seul moyen que l'on puisse lui opposer, c'est-à-dire que le choléra n'a pas de prise sur des populations placées ou protégées par de bonnes conditions hygiéniques. Dans la note sub n° 4, nous nous sommes suffisamment expliqué à ce sujet. Nul doute que ces écrivains avaient beau jeu à soutenir cette thèse, parce qu'on n'avait rien à leur opposer, une fois qu'ils avaient prétendu démontrer que les quarantaines demeuraient infructueuses contre ce fléau. Depuis lors, on a laissé un libre cours au choléra, qui n'a pas tardé de visiter à différentes reprises et très-récemment l'Europe entière.

1. Plusieurs auteurs ont écrit sur le choléra indien et sur son origine. Mon avis est que le choléra asiatique est aussi ancien que la peste. C'est une question très-ardue que celle de pénétrer les apparitions et les manifestations progressives du choléra dans les différentes régions et contrées. Cette maladie (à l'instar de la peste et d'autres contagions) a été confinée en Asie et en Afrique, et il ne serait pas du tout oiseux de provoquer des recherches à ce sujet, quoique les secours de l'histoire soient presque insuffisants pour nous éclairer dans la nuit des temps. Quant aux causes de la propagation du choléra en Europe, elles n'ont pas été étudiées sérieusement, par la raison que les faiseurs de théories et de systèmes n'ont pas manqué, chacun suivant ses inspirations, d'y donner une explication quelconque.

L'homme est un être vraiment singulier : il ne s'occupe des questions graves que lorsque le moment du danger est arrivé ; mais alors l'agitation est générale, la crainte et l'épouvante, loin d'aiguiser les facultés de notre entendement, les paralysent et les frappent de nullité. Dès que le choléra a envahi un endroit quelconque, lorsqu'il y a accompli sa période épidémique, l'on se console bien vite des pertes que l'on a faites, et l'on se réjouit de voir que le fléau, ayant cessé de faire des victimes, a passé outre.

La même tactique était suivie jadis à l'égard de la peste, parce que l'homme est toujours le même dans tous les lieux et dans tous les temps. Cela est si vrai, qu'il y eut naguère des médecins et des publicistes qui mirent en doute la contagionabilité de la peste; les uns, pour se distinguer, trouvant ce moyen propre à satisfaire leur vanité, les autres, convaincus que la voie la plus sûre de se mettre en vogue et de faire fortune serait celle de favoriser le commerce; ils essayèrent de montrer qu'il était temps de le débarrasser des entraves qui le gênaient dans ses opérations par l'observance du code quarantenaire qui avait prévalu dans tous les États européens. Dans l'espoir d'atteindre ce but, il fallait attaquer la science en sapant de fond en comble tout ce que l'observation et l'expérience des différents siècles avaient consacré, mettant à leur place des rêveries et des songes creux sous forme de projets; ces tentatives furent l'objet de nombreux écrits.

Comme les matières les plus graves et les plus sacrées ne sauraient échapper à la censure des hommes cyniques, l'on ne doit pas s'étonner si, à la vue de cette fantasmagorie qui avait gagné les masses et représentait un véritable bouleversement dans les idées sur une matière qui touchait de si près le salut des nations, l'on ne doit pas s'étonner, dis-je, si l'Académie de Médecine de Paris crut devoir s'emparer sans délai d'une question si importante. Tout le monde sait aujourd'hui à quoi aboutirent les travaux de ce corps, d'ailleurs très-illustre; et la conférence sanitaire internationale tenue dernièrement à Paris n'a pas manqué, par ses labeurs, de rectifier indirectement les quelques idées que l'Académie avait voulu faire prévaloir, quoique en opposition avec l'expérience.

Certes il n'y a pas de parité à établir entre l'ignorance de ces temps et les notions que la science nous a fournies plus tard; mais si nous venons aujourd'hui au cas pratique, nous voyons que cette disparité cesse, et que les notions acquises ne tournent aucunement au profit de l'Europe en général; car, si l'on excepte l'Italie, la Belgique et la Grèce, tous les autres États persistent à considérer le choléra comme épidémique, et trouvent superflu de se précautionner contre cette maladie.

De ce que les opinions sont partagées en Europe, n'en résulte-t-il pas la preuve que la question n'est pas résolue? Dans cet état de doute, pourquoi a-t-on agi de manière à faire croire au public que ce problème a été éclairci et expliqué au point qu'une démonstration s'en est déjà suivie, savoir que le choléra n'est pas du tout contagieux?

Sans examiner s'il est plus logique de regarder le choléra contagieux ou de le faire dériver d'un air vicié qui se jette sur les différents pays où il se manifeste; sans discuter si cet air vicié peut parcourir des distances prodigieuses sans subir la moindre altération dans ses éléments nuisibles, faudra-t-il donc qu'à l'instar de la peste, le choléra continue d'exercer pendant plusieurs siècles ses ravages dans l'Occident, en y semant la désolation et la mort?

Dès que l'on parle de se garantir du choléra, les non-contagionistes regardent leurs adversaires d'un air de pitié et les prennent pour des êtres rétrogrades qui, n'ayant pas tenu compte des progrès de la science, ignorent que si l'on a renoncé à se préserver du choléra, c'est que l'on a appris que les quarantaines sont inefficaces contre ce mal.

Rien cependant n'est plus aisé que de rétorquer l'argument; mais, comme la passion ne doit avoir aucune prise dans cet écrit, nous nous bornerons à répéter encore une fois que la science ne nous a rien dévoilé jusqu'à ce jour de bien positif sur la question de savoir si le choléra est ou non contagieux.

Dans une question si vitale et encore douteuse, sur quoi se fondent-ils, les non-contagionistes, pour soutenir leur thèse? Nous le savons parfaitement bien, et nous l'avons déjà dit, c'est sur la prétendue inefficacité des quarantaines.

Et cette preuve, à laquelle ils se sont plu à donner le caractère d'une démonstration mathématique, a suffi pour décider les gouvernements à ne plus se précautionner contre le choléra! Eh bien! nous croyons pouvoir montrer à l'évidence que l'inefficacité des quarantaines à l'égard du choléra est une allégation tout à fait dénuée de fondement. On leur pardonnerait aisément cet écart, sachant que c'est le seul accroc auquel ils ont eu recours pour défendre leur thèse; mais quand l'on pense que c'est sur une telle affirmation qu'ils se sont basés pour déterminer les gouvernements à ne pas interrompre les communications des États qu'ils régissent avec les pays où règne le choléra, l'on est aussi surpris qu'effrayé de voir qu'ils aient osé, dans une question jusqu'ici problématique, agir avec une telle précipitation, ne tenant aucun compte des victimes qu'ils immolent journellement à leur principe et de la responsabilité qui pèse sur eux! Mais, pour les non-contagionistes, c'est l'intérêt du parti qui passe avant celui du pays; périssent les populations plutôt qu'un principe, dût le principe être faux!

Peu de mots suffiront pour faire toucher du doigt que c'est à tort que l'on a accusé les quarantaines de ne pouvoir pas nous préserver du choléra.

La première fois que le choléra pénétra en Europe, ce fléau avait déjà envahi la Russie, la Pologne et la Prusse; et l'Autriche, s'étant justement alarmée à la vue du danger dont elle se voyait d'un instant à l'autre menacée, crut devoir recourir à la formation d'un vaste cordon militaire pour empêcher l'introduction du choléra dans ses États, et à cette fin plusieurs régiments furent employés, vu la grande étendue de ses frontières.

Sous des circonstances fort impérieuses, l'on improvisa alors ce cordon très à la hâte; et pour peu que l'on sache comment doit être organisé un cordon sanitaire qui est appelé à offrir de véritables garanties, l'on concevra aisément qu'une foule de contraventions ont dû inévitablement s'ensuivre dès sa formation. Pouvait-il en être autrement, quand on pense que ce cordon occupait une grande extension de pays, et qu'il manquait de cette surveillance réfléchie et parfaite au défaut de laquelle tout cordon est une déception? Il n'y a que des hommes exercés dans ces opérations, des spécialités dont le nombre est toujours borné, qui puissent élaborer tout à coup un règlement bien adapté à la circonstance, et tenir en même temps la main à son exécution. L'observance de ce règlement devant être commise à des supérieurs dignes de toute confiance, il n'est pas moins vrai cependant que l'accomplissement fidèle du règlement ne tient pas tant aux chefs qui y président qu'aux employés chargés du mécanisme et du détail des opérations attachées à un service aussi délicat que scrupuleux.

Si l'on considère, en outre, que des employés commis

ou préposés, appelés à remplir cette tâche, ont besoin d'y être familiarisés, l'on sentira qu'à l'absence de cette pratique, les infractions se succéderont à chaque pas, en admettant même que leurs intentions soient très-pures et qu'ils aient la vertu de résister à toute sorte de séductions.

Pour savoir si les quarantaines sont véritablement inefficaces contre le choléra asiatique, ne fallait-il pas, avant tout, qu'elles réunissent toutes les conditions voulues pour qu'elles soient considérées valides? C'est ainsi que les quarantaines, infirmées par les non-contagionistes, n'ayant pas présenté les conditions voulues, ce prétendu fait invoqué par eux n'en est pas un, tandis que leurs adversaires peuvent produire nombre de cas qui attestent l'efficacité des quarantaines.

Voulant rendre nos observations plus matérielles, nous produirons des exemples que nous avons eus maintes fois sous les yeux dans les lazarets d'Europe. Bien souvent nous avons vu pénétrer la peste dans une ville maritime qui avait cependant pour sauvegarde un lazaret. Sans mentionner des cas pareils advenus dans des époques plus ou moins éloignées, nous citerons les pestes dont Malte a été affligée en 1813 et Odessa en 1828 et 1829.

Si une infraction des lois quarantenaires en vigueur a mis en défaut la surveillance des lazarets, donnant lieu à la dissémination de la contagion bubonique dans les villes précitées; si cela se passait dans un périmètre très-restreint, puisqu'il s'agissait d'un navire venant d'un lieu suspect, qui a pu néanmoins se dérober à la vigilance d'un lazaret dont l'expérience et l'utilité avaient été avérées par une série d'années, l'on saisira du premier abord la grande différence qu'il y a entre les cas que nous venons de signaler et ceux qui doivent nécessairement arriver sur un cordon très-spacieux et formé soudainement.

Rien ne vient plus à propos que de rappeler ici ce que le magistrat suprême de santé de Naples a entrepris, en 1816 et 1817, pour préserver le royaume de la peste que la contrebande avait introduite à Noja, province de Bari.

Un cordon, cernant la ville de Noja, où la peste exerçait ses ravages, avait été établi pour que la contagion ne se propageât pas de Noja dans la province.

Et quoique ceux qui avaient eu le malheur de violer ce cordon eussent été à l'instant fusillés, le magistrat susdit ne tarda pas à se convaincre qu'il ne pouvait pas compter sur les garanties offertes par ce cordon. Il en créa aussitôt un second, et puis un troisième, régis par des lois extrêmement sévères, et c'est de la sorte qu'il eut la grande satisfaction d'arrêter les progrès d'un fléau que la cupidité y avait fait pénétrer.

Étant superflu d'ajouter d'autres remarques tendant à montrer que l'action du cordon sanitaire autrichien susmentionné (et d'autres semblables) était foncièrement illusoire, je conclus que le grand cheval de bataille dont les non-contagionistes se sont servis pour faire prévaloir leur opinion doit être considéré comme un moyen propre à captiver le suffrage des masses, qui, accoutumées à *jurare in verba magistri*, se donnent rarement la peine d'approfondir des matières qui leur sont tout à fait inconnues.

Certes, lorsqu'un fléau tel que le choléra s'est répandu sur une vaste superficie de pays, lorsque plusieurs provinces en ont été embrasées, il n'est plus permis d'espérer que les quarantaines puissent en arrêter la propagation pour les raisons désignées ci-dessus ; mais alors il ne faut pas en inculper les quarantaines.

La chose est bien différente lorsque les mesures quarantenaires sont appliquées avec discernement, habileté et énergie sur une localité dont on puisse se rendre maître et dominer complétement ; c'est dans un pareil cas que nous garantissons que ce lieu sera préservé du choléra : le contraire arrivera, sans doute, si le choléra s'est répandu sur une grande étendue de pays.

A l'appui de cette vérité, nous pourrions citer de nombreux exemples où les quarantaines ont été très-utiles, en empêchant le choléra de frapper les populations ; j'en désignerai quelques-uns de très-significatifs.

Bien que, par sa position, l'île de Syra voie affluer journellement dans ses eaux presque toutes les lignes des pyroscaphes qui aboutissent en Orient, et qui de l'Orient passent dans l'Adriatique et la Méditerranée ; bien que ces pyroscaphes aient mouillé souvent dans le port de Syra avec des cholériques à leur bord, toujours est-il que le bureau de santé de cette île a su adopter des mesures tellement promptes et efficaces, que la ville de Syra n'a jamais été atteinte par le choléra.

Désirant faire connaître au public deux faits très-intéressants que le docteur S. Zennaro, de l'université de Padoue, s'est plu à me communiquer, j'ai cru devoir les produire ici en italien avec les observations qui les suivent, dans la crainte d'énerver l'original en les traduisant en français.

« Mentre l'indiano flagello, lugubre spavento, incuteva e numerosissime vite mieteva nella città di Spalato e ne' suoi dintorni tra l'ottobre del 1838 ed il febbrajo del 1839, le autorità locali a tutta lena adoperavansi per farlo credere alla popolazione di genio epidemico, e per negligere quindi gl' indispensabili provvedimenti di polizia medica. In quell' epoca di lutto universale alcuni deputati del villaggio Suciuraz (uno de' castelli sito sulla riviera adiacente a Spalato) la superiore permissione domandavano di poter formare un cordone sanitario al loro paese, colla concorde, spontanea e fervida assistenza de' communali, allo scopo di garantirsi dall' infezione cholerosa. E conseguitone favorevole esito all' istante colà un rigorosissimo isolamento organizzavasi a quarantena e spoglio, e coloro assoggettavansi che da luoghi infetti o sospetti nel loro villaggio penetrare volevano, e dal morbo dominante avventurosamente ed intieramente si preservavano. E si preservavano tanto più fiducialmente perchè ognuno indistintamente accorreva da se stesso al servigio sanitario, maggiormente garantito dalla forma topografica del Suciuraz, che a guisa di lingua sporgeva sul mare. Nell' atto che a Spalato e ne' castelli limitrofi orribili eccidj ricorrevano, il detto villaggio, in forza delle adottate misure, ebbe il privilegio di rimanere del tutto incolume.

« Nella insurrezione della Bosnia scoppiata nel 1849 essendo la truppa ottomana accampata a Bihach, mentre centinaja di militi dal ferro e dal fuoco esanimi cadevano, altrettanti nondimeno dal cholera-morbus attaccavansi e miseramente morivano. L' opposta parte austriaca al contrario, attraversata dalla Drina, comunque vicinissima al campo dell' armata ottomana e dell' infezione cholerosa, non ne veniva tocca, stante la comunicazione interdetta da sponda a sponda, e severamente mantenuta dal cordone militare austriaco. Tanto è cio vero che vestigio di cholera, nè allora nè più tardi, colà svolgere vedevasi. Questi sono appunto i due casi che ho voluto segnalare perchè degni di rimarco.

« Dal cholera, del pari, salvavasi il villaggio di Ficarolo nel Polesine, situato sull' argine del Po, tra il 1835 e 1836, stante l' introduzione di rigorose leggi d' isolamento, mentre nelle limitrofe terre la peste cholerosa terribilmente devastava ed uccideva.

« Anco in varie città dell' Oriente moltissime famiglie

all' irrompere ed imperversare della spaventevole labe, di tema palpitanti, da per loro s' isolavano, od isolato l' infermo lasciavano, opinando con qualche fondamento essere il cholera-morbus ancor più attaccaticcio della peste bubonica, e ne sortivano immuni. Io non farò replica, se per queste pratiche precauzionali o per eventualità il cholera-morbus formidabile breccia ivi non facesse in proporzione della popolazione, e dov' è ignota l' igiene; ma sibbene io credo che detta universale opinione abbia meritamente qualche peso, perchè anco l' esperienza d' un volgo, bersaglio di spaventosi contagj, può essere la chiave di utilissime verità.

« I quali fatti essendo evidentemente dimostrativi, non ne faremo cenno d' altri molti che sono già di pubblico diritto, perchè altrimente la compilazione del lavoro sarebbe sì lunga da non finirsi giammai. Ora da questi si può chiaramente scorgere, che i semi del cholera-morbus di luogo in luogo dovunque s' importarono, che delle energiche leggi di sequestramento parzialmente attivate, domicilj salvarono, stabilmenti e comunità preservarono, e paesi garantirono. Fatti autentici e preziosi che uomini nell' arte valentissimi e di fama reputatissimi negl' annali della scienza depositarono, per cui sarebbe vano ingrossar le pagine di questa scritta; dalle storie, dalle memorie e dalle opere de' quali l' eco fragoroso della pestilenziale proprietà del morbo risuonava e risuona per varie se non per tutte le contrade d' Europa.

« E questi fatti con candore rapportati e chiari quanto la luce del sole, sono sufficienti, io suppongo, per dimostrare l' efficacia e l' utilità delle misure sanitarie, che nelle ricordate località, con solerzia e con energia, si affrontarono contro il cholera-morbus, e per conseguenza dimostrano essere questo di natura contagiosa.

« Alle quali cose son d' avviso si debba credere come al

santuario della verità, s' anco credere non si volesse alle franche testimonianze di più famigerati luminarj dell'arte; s'anco non si volessero accettare per dimostrate le lince di sua importazione, e del suo diffondersi di regione in regione, di casa in casa e di persona in persona; s'anco non si volesse credere alla sua caratteristica d'infierire dove ci fossero e non ci fossero ordinate istituzioni d' igiene; e s' anco non si volesse prestar fede al suo propagarsi sempre con identiche sembianze in tutti i climi ed in tutte le stagioni, onde fù sempre lo stesso, al dire di Moreau de Jonnes, tanto in mezzo alle aride sabbie dell' Arabia, alle pianure calcaree e spogliate della Persia, nei deserti nitrosi della Tartaria, quanto sulle umide contrade del Gange, dell' Eufrate e del Wolga.

« Mi so bene che alcuni per impugnare la contagiosità del morbo, acremente accampano la inutilità de' cordoni sanitarj, che in varj stati s' istituirono e che nessun beneficio ne apportarono. Contro il qual gratuito asserto giova replicare, che allorquando consta i medesimi non essere osservati colla dovuta sorveglianza, è vana ed inutile al certo la loro erezione : ma la di loro inutilità non fa prova sperimentale per questo, che contagiosa non possa essere la malattia che si volesse circoscrivere. Così i cordoni sanitarj che in Austria, in Italia, in Francia, nel Belgio si stabilirono, stante la difettosa loro manutenzione d' effetto abortirono, e dovevano abortire, essendo essi siffattamente organizzati da calmare soltanto lo spavento delle masse che reputavano appiccaticcio il morbo, e per soddisfare superficialmente l'opinione di coloro che volevanlo contagioso, non già per provvedere sostanzialmente alla bisogna della loro istituzione. Per questo furon facili le contravvenzioni e gli abusi, e perchè colla sfrenata sete dell' oro va insieme la seduzione. Onde le provvidenze di sanità attinghino al vitale loro scopo, è indispensabile

2

che i magistrati dapprima, ed indi le persone addette all'osservanza dei regolamenti, sentino l'urgenza di preservare se stessi ed i loro concittadini ed in tutti i casi, ci sieno delle discipline severissime per ovviare la violazione dei medesimi.

« Quanto però sia ardua la regolare esecuzione dei vitali mezzi d'isolamento per garantire efficacemente uno stato ed un impero, non vi è alcuno che non si accorga, essere assai più facile, secondo il dire del chiarissimo Meli il guardare le mure di un' abitazione, di uno stabilimento, od i confini di un paese, di quello che le frontiere di uno stato.

« Sono poi del tutto inutili ed inconcludenti le leggi sanitarie che si volessero introdurre e mantenere, una volta che i germi del morbo si sono quà e là disseminati ne' dipartimenti di un paese. A che valgono infatto anco le più sistemate barriere per contenerlo, se le scintille del morbo esistono nelle viscere di una provincia? I principj allora nell' interno insinuatisi, non possono da per loro riprodursi e propagarsi? Non si vede che vorrebbesi allora cercare non s'introducesse ciò che già si è introdotto, come tardi ed inutilmente si avvidero alcuni governi di Europa? Simili errori vidimo co' nostri proprj occhj ed udimmo coi nostri proprj orecchj, e sentimmo egualmente l' altra crudeltà di qualche Dicastero di negare ad un paese il semplice permesso di garantirsi da se stesso, coi proprj suoi mezzi di polizia medica dalla micidiale calamità!

« Di conseguente se i cordoni sanitarj piantati all' occasione del cholera-morbus per preservare uno stato od un impero fallirono del loro scopo, non è logica e materiale dimostrazione che l' inutilità loro sia devoluta ad intrinseco difetto de' medesimi, ma sibbene al difetto de' modi co' quali furono attivati. L' applicazione di essi potendo essere più facile e più metodica, come si è detto, per salvare una comunità od un paese, la loro facoltà isolatrice dovrà apparire più manifesta, più positiva e più utile, come rifulge apertamente dai fatti da noi comunicati, e dai quali si può trarne la giusta illazione essere il cholera-morbus di natura attaccaticcia.

« Si può supporre che questi fatti e queste idee siano lontani da correspondere alle aspettative di cert' uni che furono e sono affezionati e saldi alla bandiera dell'epidemicità, sià che lo facciano per pura convinzione o per viste di speculazione. I settarj specialmente di quest' ultima categoria stanno sfiatandosi con soverchia pertinacia, con tutta la garrulità della loro voce, e colla tromba della loro eloquenza a raccontarci delle favole, ed a volerci permutare le lucciole colle lanterne. Tentarono già sulle prime dimostrare che il temuto morbo peranco non esistesse essendo per essi, e del pari fra coloro che figurano quai sommi clinici, poichè lo risguardavano come un *gastricismo, cagione di apoplessia simpatica dal genio dominante!!*... e dappoi non potendo più occultarlo, perchè troppo palese e disseminato, affaccendarsi a predicare a guisa di ciurmadori, esistere bensì il cholera-morbus, ma d' indole sporadica od epidemica, e costringere a quella credenza popoli e magistrati non doversi risguardare il medesimo come un ente trasfondibile d' individuo in individuo. Le quali opinioni sarebbero state di lieve momento e meno perniciose alla umana società se fossero state agitate tra medici e medici, mentre i magistrati avevano chiesto esclusivamente ad essi di adempiere a cotesta nobilissima e delicatissima missione, cioè, quella di fare degli studj e di rimettere analoghi rapporti sull' essenza della dominante malattia e sui mezzi più acconcj per impedirne l' estensione. Ma fu opera di universale infortunio quella che le autorità avessero chiuso l' orecchio per udire l'alta voce de' varj sapienti, che contagiosa la malattia proclamarono. In tal maniera cotestoro hanno saputo con calcolata malizia accalappiare le menti della moltitudine, ed i lor negozj conciliare. Ebber essi perciò ed avranno l' onta, la maledizione e la responsabilità verso le presenti e le future generazioni di tutte le sciagure, che la spezie umana deve per loro colpa sopportare, avendo calpestato il santo obbligo d'illuminare i governi sulla necessità di promulgare adequate ordinanze, a tutela de' loro popoli e degli stati. I quali dottrinanti non ispiegarono pacificamente e dubbiosamente i loro giudizii, ma ne fecero pompa a segno che li pubblicarono colla massima certezza. Di sorta che valendosi più dell'autorità che della ragione, troncarono così la vitalissima dottrina del contagio, pigliandosi a gabbo dei pareri avversi, e mirando più al proprio tornaconto, di quello che all'interesse delle populazioni. Perciò alla *ventura* il corso dell'indiano malore si abbandonò, e tanti milioni di uomini sventuratamente andarono sotterra. L'umanità invano pianse, piange tutt'ora, e sa il cielo di quante lacrime ancora s'irrorerà la terra!

« Nè desistono ancora dal cinguettare e dal cozzare contro l'esperienza, che in oggi più che mai ci ammaestra delle sofferte avversità e degli errori precorsi, e ci apre la via di evitare altre sciagure. Che instancabili continuano a divulgare ignote vicende meteorologiche avere ingenerato nelle Indie od altrove un elemento oscuro generatore del cholera-morbus, il quale sebbene non sia da loro riconosciuto nella sua essenza, pure lo riconoscono e lo vogliono il cholera d'Ippocrate, di Galeno, di Sydenham, e lo confermano assolutamente come epidemico. Nel ravvisarlo tale, non hanno gli occhi lucidissimi per vedere le orme che ha tracciato la malattia per introdursi in Europa, di stato in stato, di provincia in provincia, di città in città, di paese in paese, di casa in casa, di persona in persona :

ne hanno voluto avvedersi e molto meno accertarsi che le forzè della polizia medica lo circoscrivono, lo contengono, lo respingono.

« Non v' ha dubbio che l'aria è l'ambiente ossia quel fluido che circonda il nostro globo terracqueo, di sorta che senza tema di troppo azzardare possiamo asserire essere tutto il creato inondato d'aria.

« Trattandosi ora di contagj, ne segue che dessi pure sono attorniati dall'aria; ma questi è il caso speciale di far rimarcare che allorquando da una regione all'altra i contagj vengono dall'aria trasportati, è d'uopo ponderare che ogni contagio possiede la sua sfera d'azione (circuito) abbastanza limitata sulla quale noi possiamo esercitare un' influenza positiva quale l'esperienza l'ha dimostrato, vogliamo quì alludere all'influenza delle quarantene.

« Qualifichiamo appunto col nome di contagio quel ente o principio che per contatto immediato o mediato si communica ad un uomo sano. La sfera d'azione de' contagj essendo in correlazione colla forza più o meno espansiva e deleteria dei medesimi, ne risulta che al di là di pochi piedi cubici la loro azione è del tutto nulla, e perciò inoffensiva. Dobbiamo osservare inoltre che quella mossa d'aria che circonsta il contagio fissato su di un conduttore attivo o passivo, deve riguardarsi come contaminato, e che v'è pericolo, in certe quali circostanze di respirarla.

« Si è in tal guisa, non altrimenti, che si comportano i contagj, e questa spiegazione è più che sufficiente a rendere quest' azione sensibile e chiara.

« Ci rimane a distruggere l'apparente contradizione che suole abbagliare alcune menti, le quali non sanno sbrogliare come accada che se l'aria serve di veicolo ai contagj e valga a trasmetterli ed a difonderli a grandi distanze, l'aria stessa basti poi ad annientarli! Eppure la cosa è semplicissima e ne vediamo ogni giorno la prova. Allorquando il conduttore attivo, o passivo trae seco il contagio, se desso non viene circonscritto ed isolato, suole ordinariamente diffondersi. Il contrario succede allorchè la polizia medica interviene efficacemente e senza indugio ad isolarlo totalmente, assoggettandolo a mezzi disinfettanti in uso, fra i quali l'aria occupa il primo rango. L'aria, il ripetiamo, è il primo e più facile decomponente dei contagj, purchè questi sieno posti in rigoroso sequestro onde non si reproduchino.

« Affine di vieppiù dilucidare questo punto, aggiungeremo le seguenti nozioni che devono contemplarsi come altrettanti fatti inconcussi.

« 1° Fomiti o conduttori si chiamano que' corpi capaci di ricevere e ritenere entro di se illeso il contagio per certo tempo.

« 2° Gli uomini sani sono conduttori attivi del contagio per mezzo de' panni conduttori passivi che portano indosso.

« 3° E sul proposito di fomiti è cosa importantissima l' avvertire che gl' uomini in istato di salute sono eglino particolarmente che servono a disseminare il contagio che inavvertitamente portan seco ascoso ne' panni.

« 4° La capacità dell'uomo sano di portar seco e viaggiare co' panni infetti fù dal Fracastoro avvertita e da molti altri osservatori.

« 5° E di vero, se gl' uomini sani non prestassero ali al contagio per diffondersi nelle relazioni sociali, sarebbe impossibile che esso potesse disperdersi tra una data popolazione; troppo pochi essendo coloro che praticano cogl' ammalati e con cose tocche da loro per comunicarsi a mille nel breve corso di un mese e poco più.

« Devesi non pertanto rimarcare che gl' avversarj del contagio non cessano di sostenere che per prevenire e togliere il cholera è indispensabile l'adottare le misure igieniche, la nettezza delle strade e delle case, le ventilazioni, etc. Ora ammettendo coteste idee è ben naturale che la malattia doveva irrompere ed inferocire dove i provvedimenti d'igiene non vi avevano, o vi avevano difettosi, mentre al contrario dovevano essere incolumi quei luoghi ove tali leggi profilattiche erano in pieno vigore; ma invece in certe città da supremi mezzi di igiene pubblica governate, la popolazione è stata dal flagello indiano maggiormente contaminata e decimata.

« Avvisiamo, come riputavasi, comunicarsi il cholera-morbus col veicolo dell'aria, come si espandono tutti i contagj volatili : ma avvisiamo del pari non esservi principio infesto, contagioso, qualunque si voglia, che non possa essere decomposto e neutralizzato dalle virtù purificatrici dell'aria. In fatto però di questa materia, se non è nei limiti dello spirito umano, assegnare le frontiere d'azione e stabilire la sfera di attività dei contagj, sappiamo non pertanto che la loro forza micidiale esercitata sull'economia organica dell'uomo sta in ragione dello spazio che divide un sano da un ammalato, entro la quale sfera di attività i principj infesti si comunicano, ed oltre la quale si annientano. Ora se il principio choleroso nol si volesse contagioso, non si comunicasse, cioè, per contatto immediato o mediato, ma lo si volesse epidemico, inalterabile dall'aria e trasfondibile di città in città e di provincia in provincia, senza poter essere trattenuto da' noti agenti isolatori, ognuno agevolmente può comprendere che non de' secoli ma brevissimo spazio di tempo avrebbe impiegato per venire dalle rive del Gange ad invadere l'Europa.

« Ammettendo gli assurdi precedentemente citati, cosa dovrebbe farsi della storia, vera maestra della vita, e cosa dovrebbe supporsi della scienza, verace deposito di sublimi verità, se le ventilazioni, le variazioni di temperatura e di elettricità, gli sciorinamenti, etc., etc., cessassero di avere la facoltà di disinfettare un principio contagioso qualsiasi, e con esso il cholera-morbus? Se l'aria riconosciuta da tutti i medici, anco da meno distinti, qual corpo che decomponga ed annichili un qualsiasi germe d'infezione ovvero contagio, più non si ammettesse essere un agente che lo distrugga, ma di cielo in cielo invece lo diffonda, non converrebbe dare un calcio alla dottrina dei contagj, e stracciare non meno il testo delle sanitarie legislazioni, che le menti perspicacissime del Fracastero e del Masseria sapientemente promossero, che altri celebratissimi svilupparono, ed a perfezione condussero?

« Ma si supponga ancora verosimile questa idea dottrinale, cioè che l'elemento produttivo del cholera-morbus si svolga da vicende cosmo-telluriche, e per immense distanze colla velocità del fluido aereo si trasporti, nè si neutralizzi, allora, senza entrare nel regno incerto dell'immaginazione e del trascendentalismo, dietro le leggi del visibile, della fisica e della logica, non si dovrebbe argomentare che il cholera-morbus sia prodotto anzi che da un elemento epidemico, da un ente riproduttivo, da un contagio, e da un contagio più intenso e violente di quanti mai ne conosca la medica scienza? E nel vero, io sono sedotto a credere che detta infermità si possa propagare, col concorso di favorevoli condizioni, a maggiori distanze, che non si sviluppano i comuni contagj volatili, il tifo, il vasicolo, la peste bubonica, etc., ed a giudicarlo di un'essenza attaccaticcia superiore a quella delle menzionate malattie contagiose, e ciò debba ripetersi dall'ineguale espansione e divisione de' semi choleriferi col fluido aereo commisti, dalla diversa attitudine delle umane costituzioni, e da estrinseche condizioni epidemiche che ne favoriscano lo sviluppo, onde ravvisansi certe epoche di massima o di minima influenza operativa di un contagio sulla vita dell'uomo.

« Noi non avremo dunque il folle capriccio d'inferire che il principio generatore del cholera-morbus sia spontaneamente scaturito da speciali comovimenti del suolo, e dell'atmosfera, da evoluzione di nuovi gaz; da putride esalazioni e via dicendo, perchè ammettendo questi sogni e delirj, potremmo ammettere colla successione de' tempi la genesi d' altri enti morbosi riproduttivi, e di botto precipitare nel vortice della confusione e del caos. Ne vorremo dichiarare essere affermativamente un nuovo principio imponderabile, od un ente vegetabile od animale, od un qualche insetto microscopico, come vogliono Larreye, Mojon, se l' occhio medico non può giungere al di là di quel velo che avvolge l' essenziale natura di questa malattia; e solamente con qualche probabilità deponiamo che il germe specifico del cholera-morbus sia di natura vivente perchè non può darsi riproduzione, ove non ci sia principio di vita.

« Conseguentemente concludiamo che il cholera-morbus sia di esotica provenienza, che l' etiologia d'esso ghiaccia nella notte de' tempi, che il suo stampo primitivo esiste dall' esistenza del nostro pianeta, agli altri mali confuso, nel gran vaso di Pandora; che costituito da un principio riproduttivo, appartenga alla sfera degl' esseri viventi che si trasmetta, si propaghi e si perpetui colle leggi de' contagj volatili; che le vicissitudini tellurico-metereologiche diminuendo la resistenza della fibbra, contribuiscano al più pronto e più diffuso sviluppo de' suoi seminj, e che si possa frenare, arrestare e distruggere col mezzo delle quarantene, le quali per essere utili ed efficaci debbono essere mantenute con simultaneo accordo e con assoluto rigore dai magistrati e dai popoli.

« Se la penna sdrucciolò alquanto libera nel ribattere le

idee di coloro che a genio epidemico ascrivono il cholera-morbus, non fu già ch' io il facessi per ispirito di contraddizione e volessi mancar loro di estimazione, ma sibbene di esporre la vera mia fede sopra tal punto di dottrina e di corrispondere ai santi doveri della scienza e della morale. »

Après avoir traité le sujet principal contenu dans cette lettre, d'autres considérations qui s'y rattachent s'étant présentées à notre esprit, nous avons jugé à propos de les ajouter ici comme complément de cette même lettre, ne voyant aucun inconvénient à ce qu'elles y figurent détachées les unes des autres.

A.

Nous jugeons convenable de reproduire à cette occasion, sinon les paroles, du moins le sens fidèle de ce que MM. Augustin Cappello et Achille Lupi[1] écrivaient au sujet de la contagionabilité du choléra (chapitre v) et de l'apparition de ce fléau à Paris en 1831 et 1832 (chapitre xvi), ce qui est pour nous d'une grande autorité.

« Il est une série de faits irrécusables qui attestent la « contagionabilité du choléra. Ceux qui l'ont niée et per- « sistent à la nier, ne se sont pas donné la peine d'exami- « ner à fond la question des cordons sanitaires et des qua- « rantaines. Ils ont avec précipitation infirmé l'action des « cordons et des quarantaines sans voir avant si ces cor- « dons et ces quarantaines réunissaient les conditions né- « cessaires pour les rendre efficaces et utiles.

1. *Memoria medica sopra il cholera indiano a Parigi di pagine* 538. Roma, 1833, stamperia camerale. — Nous ferons remarquer ici, que M. le docteur A. Cappello, membre de la magistrature suprême de santé, a été nommé délégué du gouvernement des États romains près de la conférence sanitaire internationale tenue à Paris en 1851 et 1852.

« Par une série de malheureuses combinaisons, l'on a « vu le choléra transporté au centre de l'Europe. Il a paru « à Paris dans le mois de décembre 1831 et certainement « en janvier 1832. On l'a vu cependant s'arrêter en diffé- « rents endroits, c'est-à-dire là où l'on a employé des me- « sures sanitaires. La négligence de ces mesures dans « quelques provinces du Nord, est venue plutôt de la dis- « parité des opinions parmi les médecins, que de l'oppo- « sition des gouvernants, lesquels avaient prescrit dès « l'apparition du mal des mesures sanitaires. C'est à tort « et avec une malveillance prononcée que quelques écri- « vains ont avancé que les gouverneurs des provinces du « nord avaient aboli les cordons sanitaires; la vérité est « que s'ils n'ont pas adopté ces mesures, c'était unique- « ment pour ne pas gêner les populations et surtout pour « ne pas aggraver d'une dépense extraordinaire le trésor « public, non qu'ils repoussassent la contagionabilité du « choléra.

« Pour notre part, nous ne cesserons de répéter qu'au- « tant que le choléra indien existe en Europe, les méde- « cins sont en devoir de recommander les mesures sani- « taires, s'ils ne veulent pas s'attirer le reproche que le « célèbre cardinal Gastaldi adressait au vice-roi de Naples « à l'occasion où la peste exerçait les plus grands ravages « dans cette capitale : *Civitati florentissimæ minus obfuit* « *pestilentia quam negligentia.* »

Encore un mot sur monsieur le docteur et conseiller A. Cappello. *I Cenni historici* sul congresso sanitario internazionale, stampati a Roma nel 1852, attestent le zèle et le vif intérêt que cet ancien patron et défenseur de la santé publique a toujours témoigné pour tout ce qui se réfère aux moyens qui tendent vers un but si louable.

Quand on lit ces *Cenni*, on est peiné de voir qu'une œuvre, qui avait réclamé et fixé l'attention des hautes puissances, ait pu être délaissée, malgré les avantages marquants qu'elle était appelée à produire, au complément de laquelle vingt-quatre commissaires réunis en conférence à Paris, avaient travaillé pendant six mois consécutifs à satisfaire au programme qu'on venait de leur imposer.

Le 19 janvier 1852, les travaux de la conférence étant terminés, celle-ci promulgua, comme achèvement, une *convention* et un *règlement*, actes désormais très-connus, qui ne furent adoptés sans restriction que par quelques gouvernements italiens.

Des raisons politiques ayant obligé les puissances à ajourner la mise à exécution de la *convention* et du *règlement* précités, nous attendrons que ces raisons aient disparu pour que l'œuvre de la conférence s'accomplisse.

Revenons au choléra. Dieu fasse que nous parvenions, à l'aide de toutes ces précautions, à nous débarrasser, une fois pour toujours, du choléra.

Qu'on considère le développement immense que le commerce a atteint depuis que la vapeur a rendu les traversées sur mer si promptes et si courtes, que l'on tienne compte du nombre prodigieux des voyageurs qui sillonnent les mers dans tous les sens, sans parler de la contrebande, et nous conviendrons que la sollicitude sanitaire doit se multiplier en proportion des communications qui s'opèrent aujourd'hui sur un si vaste théâtre et avec une si rare vitesse; vitesse devenue désormais fabuleuse par l'addition de la correspondance électrique et des télégraphes sous-marins.

Nous devons former des vœux ardents pour que les gouvernements, mieux inspirés, redoublent d'ardeur dans cette grande entreprise, seul moyen de rendre vain tout ce que la malice et la perversité des hommes savent inventer pour éluder la vigilance des magistrats sanitaires. Que l'on se hâte donc de sortir de cet état de léthargie qui nous a été si fatal, à moins que nous ne voulions que ce fléau jette de profondes racines en Europe.

En effet, que l'on ne perde pas de vue le temps qui dut s'écouler avant que l'idée de *l'épidémicité* fît place à celle de la *contagionabilité;* que l'on songe aux obstacles que l'on a dû surmonter pour parvenir à fonder des lazarets et aux moyens coercitifs auxquels il a fallu recourir pour les rendre efficaces, et l'on ne s'étonnera pas si l'Europe a tant tardé à se délivrer de la peste.

Toutefois, comme nous assimilons la contagion exotique du choléra à celle de la peste par rapport à ses effets, nous aimons à croire que les ressources dont l'Europe pourra disposer aujourd'hui dans un but si louable, honoreront le siècle où nous vivons, et nous épargneront à l'égard du choléra les tristes effets que cette vaste contrée dut affronter avant de se débarrasser de la peste.

Nous n'ignorons pas que ceux qui ont nié la contagionabilité de la peste ont publié que l'Europe doit à sa civilisation l'éloignement de ce fléau; mais l'empire ottoman donne aujourd'hui un démenti formel à une pareille supposition, attendu qu'il se voit depuis dix ans exempt de peste dans sa totalité par l'action des quarantaines, sans que son sol ait pourtant subi, hygiéniquement parlant, la moindre modification, ni que ce pays ait atteint la même civilisation que l'Europe.

Disons maintenant quelques mots sur les mesures à prendre contre le choléra.

Les non-contagionistes nous objecteront, sans doute, que lorsqu'il y a à bord un cholérique, ils soumettent le navire à une quarantaine; ceci nous est connu, mais nous savons également que les bâtiments provenant des lieux où existe le choléra sont reçus en libre pratique, attendu que les hardes et les marchandises ne sont pas considérées, par eux, comme capables de communiquer la maladie. Cette manière d'agir est à nos yeux tellement contradictoire, que nous nous dispensons de la relever.

En établissant des cordons sanitaires sur les confins d'un pays ou contrée où règne le choléra,

L'on doit fixer à douze jours la quarantaine des hommes et des animaux domestiques provenant des lieux infectés;

La quarantaine commencera du moment où les hommes et les animaux sortiront de l'endroit infecté jusqu'à l'échéance du terme préfixé.

Les mêmes mesures seront prises à l'égard des provenances maritimes, excepté le cas où quelques individus tomberaient malades sur le navire durant la traversée, car l'on doit alors commencer la quarantaine du navire à dater du jour où les individus sains ont été séparés des malades.

Les papiers de toute espèce, les habits, hardes, meubles et marchandises et tout autre conducteur passif, doivent être assujettis au séquestre, au lavage, au sciorino et à la purification moyennant les gaz acides minéraux et l'air pur.

B.

Une chose de laquelle je n'ai pas pu me rendre raison jusqu'à ce jour, c'est de voir la persistance que les non-contagionistes mettent à empêcher que les populations prennent des mesures pour se garantir du choléra! S'il est généralement reconnu et admis que la question de la contagionabilité du choléra n'est pas résolue, comment a-t-on le courage de défendre aux populations de s'en préserver? J'avoue qu'un tel procédé est aussi injuste que cruel! Quel droit avons-nous de contraindre les habitants d'un lieu quelconque à supporter les atteintes du choléra, et cela pour faire honneur à une idée, à un principe dont la véracité n'a pas été démontrée! En effet, comment les non-contagionistes ont-ils pu faire violence à leur conscience, sachant très-bien que le principe qu'ils défendent est encore fort douteux? C'est donc en vertu d'une simple supposition qu'ils exposent aux chances de la mort des populations, en leur ôtant l'espoir de pouvoir peut-être se se soustraire au danger imminent qui les menace!

C.

S'il est certain que le choléra tire sa source de la péninsule indienne; est-il si indifférent de rechercher comment le choléra, qui éclate de temps à autre sur les bords du Gange est parvenu graduellement jusqu'à nous? Faut-il se contenter de croire naïvement que cet air vicié, qui constitue le choléra, franchit sans aucune altération de si grandes distances pour venir chez nous et y engendrer les mêmes symptômes effrayants qui les caractérisent, tout en faisant de nombreuses victimes?

D.

Tout en déplorant notre mauvais sort, faut-il rappeler encore une fois que le choléra est parvenu, depuis quelques années, à s'acclimater en Europe, tandis qu'il aurait été si facile de le cerner et de l'éteindre, si l'on eût employé le régime quarantenaire dès sa première apparition? Agissant alors sur une échelle plus bornée, nul doute que le succès aurait été assuré. Je connais tous les inconvénients, les quiproquo, les divergences d'opinion qui s'élèvent entre les médecins au moment où une maladie de cette nature assaille pour la première fois un endroit, une ville, et les hésitations de l'autorité avant qu'elle prenne un parti. C'est malheureusement durant cet état de perplexité que l'on a toujours remarqué que les contagions se propagent et s'étendent démesurément.

E.

L'on a spécieusement dit *que les faits positifs allégués par les contagionistes sont autant de faits négatifs aux yeux des non-contagionistes*. Au fond, il faut s'étonner bien plus de ceux qui ont été mystifiés par cette sentence dépourvue de sens, que de ceux qui l'ont inventée. On conçoit que si les premiers ne visaient qu'à surprendre l'imagination des hommes simples et peu éclairés, dans le dessein d'affermir leur thèse; l'on ne peut pas dire la même chose des seconds, qui, ayant pour eux la réflexion et le temps, n'aient pas pu comprendre que ces paroles ont été lancées comme une amorce destinée à désorienter l'esprit des plus crédules et des têtes inconsidérées. C'est tout bonnement un hiéroglyphe, en un mot un verbiage inintelligible que je signale comme un piége à éviter.

« Coloro che negano il contagio del cholera[1], esigono « da quelli che sostengono la contraria opinione fatti ap- « poggiati a tali condizioni, che ben è rara ventura se « mai possano incontrarsi. Nè ci lamenteremo di questa « loro esigenza; perciocchè quanto più, sarà questa im- « moderata, e tanto più ove sia soddisfatta, riescirà « piena e irrefragabile la dimostrazione. Il cholera pene- « tra in un paese da un porto di mare al quale appro- « dano navigli, venuti da paesi infetti. Mostrateci di- « cono essi, la catena della trasmissione, indicando l'in-

1. Sono queste le precise parole del dottore Giov. Battista Mugna, uno dei collaboratori del giornale Veneto. Tomo I°, fascicolo III, settembre 1850, pubblicato il 6 ottobre 1850, nel suo articolo *Sul contagio del Cholera indiano.*

« dividuo che ha comunicato la malattia, e quale se l'ha « pigliata? Se non ce lo potete dire, noi neghiamo il con« tagio. Un uomo sano, che abita un paese scevro dalla « malattia, va a ritrovare in un altro paese, poco discosto, « un suo parente od amico colpito dal cholera, e si piglia « il male. Per essi questo non fa prova del contagio; per« ciocchè l'uomo sano viene a sottommettersi all'influenza « epidemica, che ha potuto, come sul visitato, così anche « sopra di lui spiegare il suo malefico influsso. Sia pure, « ne vogliam tener conto di questi fatti, che il dottor Pel« larin ci narra in buon numero. Ma ecco un insieme di « condizioni, che se si potesse trovare, varrebbe a roves« ciare tutti gl'argomenti degli oppositori, e tutte le loro « arguzie. Supponiamo che in luogo d'un uomo sano, che « visiti un malato, si trasporti un malato in un paese fin « ora immune dal morbo, dove comunicando con indivi« dui sani, questi sieno incolti dalla stessa malattia. Che « cosa risponderanno? Quì non v'ha influenza epidemica, « che possa da essi essere chiamata in colpa. L'uomo am« malato non ha potuto trasportare, se non quello, che « seco avea o dentro di se, cioè la malattia, e se i sani « se la pigliarono, avendo avuto comunicazione con lui, « è giuoco forza l'ammetere che dal primo ammalato « provenne la causa della disseminazione del morbo. Gli « avversarj peraltro non si convincono ancora, e tengono « in serbo un altra obbiezione riccorrendo al caso, che « abbia fatto coincidere lo scontro dell'uomo infermo e « dell'uomo sano collo sviluppamento del mal e nel secondo, « perchè la influenza epidemica invase il luogo fin allora « immune, nello stesso momento appunto che vi giunse « il choleroso. Bene stà, se questo accidente fosse avvenuto « una volta, ma per due potrebbesi difficilmente ammet« tere, e sarebbe impossibile che per tre, dieci, venti volte « questo strano accidente si rinovasse! »

F.

Les œuvres de Goëthe ont éveillé en moi une si grande vénération pour ce philosophe, ami sincère des hommes et de la vérité, que je ne puis pas me défendre de rapporter ici les pensées vraiment profondes sur les chances et les vicissitudes auxquelles la science est malheureusement sujette, notamment dans tout ce qui se rapporte aux phénomènes des corps organisés. Qu'on me pardonne donc de bon gré si la dévotion que je professe pour les opinions de Goëthe me porte à les regarder comme des maximes immuables et si je sens le besoin de les reproduire.

« Dans l'étude des sciences, surtout dans celles qui con-
« cernent la nature, l'examen est aussi nécessaire que dif-
« ficile. Il s'agit avant tout de savoir si les opinions et les
« découvertes du passé dont l'infaillibilité a été reconnue
« par nos ancêtres méritent la même confiance de notre
« part, ou si celle qu'on leur a accordée jusqu'ici par droit
« d'ancienneté, ne constitue pas plutôt la stagnation que
« le progrès de l'esprit humain. Quant aux opinions nou-
« velles, elles demandent à être envisagées sous un point
« de vue entièrement opposé. Pour elles, l'important con-
« siste à se convaincre qu'elles sont réellement utiles, et
« qu'elles ne résultent point de certaines combinaisons
« hasardées, de certains paradoxes brillants, mis à la mode
« par des hommes éminents dont les erreurs même exer-
« cent toujours sur la foule une puissance contagieuse.
« Cette puissance dominante, parce qu'elle domine, est
« un non-sens pour le penseur. Que l'Eglise, que le gou-
« vernement se déclarent dominants dans cette acception
« de mots, cela se conçoit; car l'une et l'autre ont à lutter
« contre des masses turbulentes; pourvu qu'ils parvien-

« nent à faire régner l'ordre, peu nous importe par quel « moyen. Ce n'est que dans le domaine de la science que la « liberté absolue est indispensable; car dans ce domaine, « on ne travaille ni pour le jour ni pour le lendemain, « mais pour l'incalculable suite des siècles qui pourront se « dérouler avec la chaîne du temps.

« En matière de science, le faux peut avoir la majorité « pour lui, mais le vrai conservera toujours une minorité « quelconque; et lors même qu'elle se résumerait en une « simple unité, il ne faudrait pas s'en alarmer, car elle « continuera à travailler à l'ombre du mystère et du si- « lence, et il viendra un temps où le monde, convaincu « de la justesse des convictions de cette minorité, osera « les mettre en évidence. »

« L'appel à la postérité est le résultat de la conviction « noble et pure qu'il existe quelque chose d'impérissable, « qui, longtemps méconnu, puis senti par la minorité, « finit par réunir la majorité.

« GOETHE. »

G.

Je mets fin à cette première lettre où j'ai eu particulièrement en vue de faire ressortir que la question de savoir *si le choléra asiatique est, ou non, contagieux, n'est pas résolue.* Je crois avoir éclairci suffisamment ce point sans passion, et avoir démontré que c'est à tort que l'on a accusé les quarantaines d'inefficacité contre ce fléau.

La conséquence la plus sage que nous en tirons est celle, nous aimons à le redire, qu'il est indispensable d'organiser, sans délai, contre le choléra, des quarantaines telles qu'elles doivent être, et qu'on sache les faire fonctionner, car sans une surveillance intelligente, spéciale et assidue, le but sera toujours manqué. Il sera donc absurde de prétendre que les quarantaines soient réellement utiles si l'on n'a pas la certitude qu'elles sont mises en bon ordre et de façon à pouvoir dominer le périmètre que l'on se propose de garantir. Nul doute que si ces conditions ne sont pas strictement observées, le fléau ne tardera pas à se disséminer dans une grande étendue de pays.

J'ai relevé combien il a été inexact d'avancer et de soutenir que les quarantaines ont été infructueuses à l'égard du choléra, tandis que si l'on eût bien approfondi la chose, l'on aurait touché du doigt que ce défaut ne venait pas des quarantaines, mais du mode vicieux avec lequel elles ont été employées.

Affirmer que les quarantaines n'ont amené aucun bon résultat vis-à-vis du choléra sans dire qu'elles étaient foncièrement défectueuses dans leur application, ceci ne prouve pas qu'elles fussent incapables de circonscrire et d'arrêter le choléra.

Et puisque les faits que l'on a produits pour infirmer les quarantaines à l'égard du choléra ne prouvent autre chose sinon qu'elles ont été mal appliquées, l'on est forcément obligé de conclure, en dernière analyse, que c'est tout comme si l'on n'eût pas mis en usage le régime quarantenaire contre cette contagion.

Nous demandons maintenant est-ce sur de pareilles données que l'on pouvait raisonnablement fonder en maxime comme un fait démontré que les quarantaines sont impuissantes contre le choléra ? Nous pourrions ajouter d'autres remarques à l'appui de notre assertion, mais celles que nous avons produites nous paraissent plus que suffisantes.

Avec le temps on verra peut-être, et l'on se persuadera

même que rien n'a été plus pernicieux à l'Europe que de donner une fausse interprétation aux quarantaines.

Encore un mot :

Nous avons traité le sujet avec toute la simplicité possible, évitant toute sorte d'érudition, notre dessein étant de nous faire comprendre par toutes les classes de la société.

DEUXIÈME LETTRE.

> « L'homme a beau s'environner de tous les « pompeux axiomes de la philosophie, ou « s'armer des paradoxes de l'athéisme, il est « forcé d'admettre une puissance supérieure à « la sienne, qu'il appelle, à son choix, hasard « ou providence ; il est obligé de convenir à « chaque pas qu'il fait dans la vie que son sort « dépend de cet être caché, mystérieux, domi-« nateur, dont l'irrésistible volonté déjoue ses « projets et soumet ses desseins à des lois « immuables, écrites sur des tables éter-« nelles. »

L'on aura remarqué, je pense, que je me suis soigneusement astreint, dans ma première lettre, à examiner la manière dont les quarantaines peuvent devenir véritablement utiles, et les graves inconvénients qui résultent en les infirmant, comme on l'a fait, sans avoir préalablement réfléchi si avant de les mettre en action elles étaient douées des conditions absolument requises, sans lesquelles le mot quarantaines est une pure déception.

Je crois en avoir dit assez pour démontrer combien il importe de ne pas qualifier de quarantaines des mesures qui, loin de les rendre efficaces, n'en ont que le nom, tout en exerçant la plus funeste conséquence, celle de faire passer une maladie contagieuse pour simplement épidémique.

Par la lecture de cette deuxième lettre on sera de prime-abord surpris que j'aie voulu traiter un sujet qui n'a pas un rapport direct avec les quarantaines, en exposant une théorie qui tendrait à expliquer en quelque sorte l'influence finale des contagions sur l'espèce humaine.

Outre que l'esprit humain est naturellement porté à se rendre raison de grands phénomènes[1] qui nous assaillent sans cesse depuis que le monde existe, cherchant à pénétrer les causes qui les déterminent, il me semble que l'exposé de cette théorie ou hypothèse peut toutefois éveiller l'idée d'en faire une application fort utile en adoptant pour principe que les hommes peuvent, à l'aide des quarantaines, se garantir des contagions.

Bien que l'inscription célèbre du temple de Saïs trace d'une manière irrévocable les limites de l'intelligence humaine, « *Je suis la cause de tout ce qui est, je suis ce qui* « *est, ce qui a été, ce qui sera, et nul d'entre les mortels ne* « *soulèvera jamais le voile qui me couvre.* » Bien que l'expérience des siècles ait sanctionné cette grande vérité, quoique pour nous très-humiliante, nous sommes parve-

1. Ces phénomènes sont en réalité très-imposants; mais, puisque nous sommes tellement accoutumés à nous voir tour à tour attaqués par la petite-vérole, la rougeole, la scarlatine et la fièvre typhoïde (qui, suivant la mode du jour, a pris la place du véritable typhus), il s'ensuit que, lorsque ces maladies se répandent dans les villes, bourgs et villages de l'Europe, l'on s'y montre tout à fait indifférent, comme s'il s'agissait d'une chose que l'on ne peut pas éviter. L'on se réputa, à la vérité, fort heureux que Jenner soit parvenu à trouver dans la vaccine le mode de se garantir de la petite-vérole, et quoique l'on ait mené un si grand bruit à l'époque de cette découverte, au point que le monde fut inondé d'écrits qui en prônaient la vertu préservatrice, toujours est-il que cette salutaire pratique tomba peu à peu en désuétude, depuis surtout que l'on a démontré que la revaccination était indispensable pour se défendre de la variole.

nus néanmoins par l'observation soutenue et l'étude constante des faits généraux concernant *le mode de naître, de se propager et de décliner des maladies contagieuses*, à nous convaincre que l'on fera des efforts incompatibles avec les bornes de notre entendement, si l'on persiste à vouloir connaître la nature intime de la condition pathologique des maladies pour en déduire le diagnostic de chacune d'elles.

Il est notoire aujourd'hui que la comparaison des maladies contagieuses avec *la marche et la détermination* de celles qui ne le sont pas, mais qui ont avec les premières une certaine ressemblance, nous ont souvent induits en erreur.

C'est un axiome universellement reçu dans les sciences naturelles et particulièrement en médecine, qu'il n'est pas de voie plus sûre d'étendre et de multiplier nos connaissances, que moyennant la recherche exacte des faits généraux qui appartiennent à chaque maladie, recueillis, sans prévention, dans des lieux et des climats différents, et sous toutes les combinaisons possibles des causes morales et physiques.

L'histoire de l'art nous montre que toutes les contagions humaines aiguës ont présenté dans tous les temps et dans tous les lieux les faits généraux suivants :

1° Toutes les contagions ont été introduites en Europe du dehors et l'on peut en indiquer de toutes, l'époque historique, ou au moins l'époque où elles n'ont pas existé.

2° Toutes les contagions se sont montrées et se montrent indépendamment des causes accidentelles de lieu, de temps, de misère, de la manière de vivre, etc.

3° Elles se sont toujours propagées toutes et se propagent exclusivement par le contact des malades ou des hardes infectées.

4° Les principes qui constituent les contagions sont reçus et conservés dans certaines substances inorganiques, qu'on appelle germes, levains (fomes).

5° L'âge, le sexe, la condition ou l'art exercé dans la vie sociale n'ont jamais exempté l'homme d'être atteint par les contagions.

6° La nature du lieu, le changement des saisons et du temps n'ont jamais empêché l'apparition d'une contagion quelconque, ni arrêté son cours.

7° Enfin, toutes les épidémies contagieuses[1] ont toujours pris naissance de quelques individus en particulier et se sont toujours propagées successivement, mais de façon que l'art habilement employé a pu les arrêter à loisir.

Quoique ces démonstrations tendent à prouver que toutes les épidémies contagieuses se reconnaissent aux faits généraux ci-dessus désignés; quoique ces faits soient incontestables, attendu que la nature, toujours égale à elle-même, ne laisse pas de se montrer sous des apparences uniformes, nous devons néanmoins faire remarquer qu'elle doit être scrutée par des hommes capables de la bien observer.

Ces faits étant communs à toutes les contagions, établissent autant de lois qui nous indiquent les voies et les modes par lesquels elles se développent, se propagent, se maintiennent et cessent. Nous pourrons ainsi considérer, avec raison, ces faits bien plus valides que les hypothèses dont les médecins de tous les temps se sont servis pour chercher à soulever le voile impénétrable qui nous dérobe l'essence de la condition pathologique des maladies. Voilà

1. Pour ne pas me perdre dans une digression qui m'écarterait de mon sujet principal, je me bornerai à relever ici, comme chose fort essentielle, que les *épidémies contagieuses* se distinguent par des caractères qui leur sont propres, des *épidémies atmosphériques*. Les épidémies, tant contagieuses qu'atmosphériques, doivent être rangées dans la catégorie des causes finales.

pourquoi nous devons regarder ces faits comme indispensables pour fonder un système bien entendu de préservation. Il ne faut pas pourtant perdre de vue que la réalisation de ce système exige la connaissance pleine et exacte de toutes les circonstances qui peuvent, dans la vie civile, seconder l'apparition et la propagation des contagions et en faciliter même l'anéantissement.

Toute loi de cette nature devant être précisément l'expression d'un fait général, nous croyons, suivant ce principe, avoir rendu un service éminent à la société en portant à sa connaissance :

a. Que toutes les contagions sont d'origine exotique.

b. Que toutes les contagions ne se rencontrent que là où elles ont été transportées par les hommes.

c. Qu'elles ne naissent jamais par le changement de saisons, de temps, de circonstances accidentelles, ni par la présence des eaux croupissantes, des immondices, par l'accumulation de personnes, etc.

d. Qu'elles ne se communiquent d'aucune autre manière que par le simple contact.

e. Que le levain (fomes) des contagions, communiqué par les hommes et par certaines substances, peut être transporté à la dérobée dans des pays lointains.

f. Que l'âge, le sexe, la condition sociale, de même que le séjour dans la plaine, sur la montagne, ou dans un endroit humide ou sec, ne sont pas des moyens suffisants pour nous garantir de leurs fureurs.

g. Qu'en devenant épidémiques, les contagions commencent toujours par atteindre un petit nombre d'individus, et procèdent toujours successivement en s'étendant.

En publiant ces notions nous avons entendu insinuer aux magistrats de santé, combien il importe d'être toujours en garde contre les attaques des contagions, laissant à eux le choix des mesures propres à en empêcher l'introduction, à les arrêter et les détruire si par malheur elles pénètrent dans un lieu donné.

Si nous passons maintenant en revue les calamités qui accablent l'espèce humaine, depuis qu'elle existe, l'on est forcé d'admirer, d'une part, le merveilleux et le fini de son organisation et cet instinct qui veille sans cesse à sa conservation, et de l'autre, l'on est alarmé de voir des agents sans nombre qui tendent continuellement à sa destruction! Tout corps organisé, tout être ou atome vivant, sont sujets à cette loi universelle qui a pour but de faire changer de forme à la matière, de façon que l'on voit évidemment que cette transformation aboutit toujours à de nouvelles régénérations ou renaissances. C'est ainsi que la mort devenant la source de la vie, l'Éternel a cru, en établissant cette palingénésie, perpétuer les êtres et embellir, sans discontinuer, la nature par de nouvelles créations.

Vivant les uns aux dépens des autres, tous les êtres subissent tôt ou tard leur métamorphose finale, fournissant ainsi des éléments à des nouvelles créations.

Mais nous n'avons considéré jusqu'ici le monde que sous l'aspect purement physique et matériel, abstraction faite de ce πνέυμα (pneuma), de cette âme qui ennoblit l'homme et l'élève au-dessus de la création. Le mythe de Prométhée ne nous montre-t-il pas tout ce que l'intelligence humaine peut espérer d'atteindre un jour!

Ce spectacle réel et journalier, qui devrait étonner ceux qui en sont témoins, glisse cependant inaperçu, et les philosophes mêmes n'en tirent aucun parti pour éclaircir nombre de questions très-importantes.

En nous bornant pour le moment à l'espèce humaine, pourquoi ne sommes-nous pas frappés de surprise, qu'outre le cortége des maladies ordinaires qui nous assaillent tôt ou tard pour nous conduire inexorablement au tombeau, nous devenons très-souvent les victimes des épidémies violentes qui moissonnent impitoyablement, en peu de jours et d'heures, des vies dont le cours aurait pu se prolonger très-paisible sans ces calamités!

Si l'on est fondé à croire que le typhus, la petite-vérole, la scarlatine, la rougeole, etc., ont régné de tout temps dans le monde, il est toutefois certain que ces maladies sont ajourd'hui très-communes en Europe. La peste, qui a cessé d'exercer ses ravages en Orient, grâce aux mesures quarantenaires y adoptées, vient d'être remplacée par le choléra asiatique, qui, après avoir en peu d'années décimé des populations sans nombre, tant en Asie qu'en Europe, semble vouloir s'enraciner en Occident, ce qui viendrait à l'appui de la même loi dont la Divinité fait usage pour amoindrir l'espèce humaine.

De ce que le choléra indien paraît tendre à s'acclimater en Europe, recherche étrangère au sujet qui nous occupe, ne devrions-nous pas être surpris de voir avec quelle indifférence l'Europe supporte les suites funestes occasionnées par l'introduction de ce nouveau fléau, de même que par la présence des contagions énumérées ci-dessus et desquelles il serait cependant assez aisé de nous débarrasser?

« Toutefois est-ce que l'on ne soupçonne pas quelle « peine il faut se donner pour faire un peu de bien? Que « de gens ont intérêt à s'y opposer! Combien il est plus « facile et moins dangereux de se taire et de laisser au « mal la bride sur le cou! Espérons et attendons cepen- « dant. »

Revenons à notre sujet. Il y a donc toute apparence que l'auteur de la nature se sert, dans ses vues impénétrables, des contagions fébriles comme d'un moyen semblable à la guerre et à la disette pour décimer l'espèce humaine; et nous sommes d'autant plus obligés de tirer cette conséquence, que nous voyons de quel mystère le Tout-Puissant a su envelopper la source de ces agents meurtriers, les contagions ! Oui, ces vérités nous paraissent sévères et dures; mais elles cessent d'être telles vis-à-vis des lois qui régissent l'univers. Considérées sous ce point de vue, qui est le plus rationnel, on s'explique pourquoi les contagions échappent à nos analyses et à nos recherches.

L'on s'attend de jour en jour, dira-t-on, à des nouvelles découvertes même surprenantes, mais nous doutons fort qu'elles puissent être telles de pouvoir troubler ou renverser l'ordre préétabli de l'univers. Tout ce que l'homme pourra atteindre, ce sera de parvenir, par ses efforts et son expérience, à se garantir contre l'action fatale des contagions, et cette concession est pourtant précieuse s'il savait en apprécier toute la portée.

Rien à mes yeux n'est plus affligeant que d'être témoin des nombreuses victimes qui sont annuellement enlevées à l'Europe par le typhus, la petite-vérole, la scarlatine et la rougeole. Peut-on se rendre raison de l'indifférence avec laquelle cette moisson humaine a lieu, tout comme si l'on était forcé de la supporter et que les moyens nous manquassent de l'empêcher? Est-ce parce qu'on ignore la source de ces contagions qu'on leur sacrifie chaque année tant d'individus? Nous ignorons aussi la genèse de la peste, mais ce fléau nous a tellement épouvantés pendant plusieurs siècles, que nous avons finalement appris à nous en préserver.

Notre apathie est donc également blâmable sur ce point comme sur tant d'autres. Certes les épidémies pestilentielles dévastèrent souvent et dépeuplèrent des villes et des provinces entières, mais il est de même notoire que plusieurs années s'écoulaient souvent avant que ces épidémies reparussent dans les mêmes localités. Mais les contagions précitées ne ravagent-elles pas, sans discontinuer, l'Europe entière, tantôt épidémiquement et tantôt sous forme sporadique ? Si à la mortalité que ces contagions occasionnent dans l'Occident, l'on ajoute celle qu'elles motivent en Orient, il y a tout à présumer que si l'on tenait un registre exact de ceux qui succombent sous l'action de ces contagions, l'on verrait que si la somme de ces décès ne surpasse pas celle qui était jadis causée par les épidémies pestilentielles, elle s'en approche de beaucoup.

En présence de l'incurie que l'Europe témoigne à l'égard des maladies reconnues contagieuses, l'on ne doit pas être surpris de voir que la famille royale d'Angleterre ait été frappée par la rougeole. Le prince Albert, digne époux de la reine Victoria, en a été atteint de même que le prince de Galles. On lisait, en effet, dans le *Journal de Constantinople*, du 29 juillet A. C., sous la rubrique d'Angleterre : « Que la maladie du prince Albert n'inspirait plus de « crainte sérieuse, et que le prince de Galles, malade également de la rougeole, sortait depuis quelques jours. »

Bien que la rougeole ne soit pas considérée comme une maladie dangereuse à l'instar de la petite-vérole et de la scarlatine, toujours est-il qu'on a vu plus d'une fois la rougeole devenir très-grave et même fatale, surtout chez les adultes.

Ne faudrait-il pas renoncer à un semblable système d'indolence, ne fût-ce que pour parvenir à préserver de ces contagions des personnes illustres et notables, dont la perte pourrait entraîner des suites fâcheuses aux États et aux nations qu'ils régissent ? Dieu fasse que cette remarque ne soit pas perdue ?

Pour nous, les contagions sont des créations semblables à tout ce qui a été créé par l'Éternel ; et comme il n'existe pas un atome dans l'univers sans qu'il ait une destination, un but, il me semble assez évident que les contagions ont été créées dans l'intention de décimer l'espèce humaine.

La différence qu'il y a entre ma manière de considérer

les contagions et celle reçue généralement étant immense, cette raison m'a porté à la manifester.

Se creuser la cervelle pour assigner à chaque contagion une origine, un lieu de naissance, c'est une vaine recherche dont on a déjà senti toute la nullité. Rien donc n'est plus logique à mon avis, que de supposer que les contagions aient été créées, *ab initio mundi*, dans le dessein déterminé de servir à l'accomplissement de la grande loi déjà mentionnée[1].

Pourquoi trouvera-t-on déraisonnable de croire que Dieu ait voulu créer des agents propres à détruire l'homme, quand l'on admet et l'on touche du doigt que les deux grandes opérations de la nature se résument à décomposer et à recomposer les êtres?

1. Félix Platero et d'autres médecins famés ont prétendu que les contagions existaient *ab æterno*. Cette idée coïncide assez avec l'hypothèse que les contagions dérivent des êtres organisés et vivants.

IMPRIMERIE DE J. CLAYE, RUE SAINT-BENOÎT, 7

www.ingramcontent.com/pod-product-compliance
Ingram Content Group UK Ltd.
Pitfield, Milton Keynes, MK11 3LW, UK
UKHW022142170726
13837UKWH00004B/1718